SEXE :

Comment évaluer ton partenaire sexuel ?

Pour les femmes

Davia Peracci & Gael Morain

Sexe : Comment évaluer ton partenaire sexuel ?

SOMMAIRE

Davia Peracci & Gael Morain

Préface

Une petite envie de comparer tes aventures d'un soir ou tes plans culs ? Envie de passer une bonne soirée entre filles ? Voilà ce qu'il te faut. Chacune avec ses préférences, ses goûts mais avec les mêmes critères évalués... Nous te proposons donc LE livre qu'il te manquait !!
Avec ce livre, tu vas pouvoir noter tes partenaires sexuels avec des critères fiables.

Tu n'as plus qu'à regarder tous les critères que nous te proposons. Parfois, tu n'auras pas envie, tu ne sauras plus, ou tu n'accorderas pas d'importance à un des critères notés. Nous te conseillons donc de mettre la note médiane, celle entre les deux, qui pourrait finalement se trouver à l'entre-jambe...

Pour ce qui est de l'utilisation du livre il te faut juste lire, et ensuite noter le garçon suivant ton ressenti, ce que tu as vécu avec lui de la manière la plus sincère. Tous les aspects de la relation sexuelle vont y passer, mais nous avons retenu seulement les aspects qui peuvent influencer l'acte sexuel. Concernant celui avec qui tu couches, nous ne nous occuperons pas de savoir si c'est un connard, si c'est une expérience régulière, son passé ou son futur, cela ne nous intéresse pas !! Nous voulons seulement savoir si c'est un bon coup, si cela vaut la peine de recommencer avec lui et de copuler encore une fois ou deux... ou plus...

Une fois que tu auras évalué tous les critères, cela te donnera une note (il faudra juste additionner les points obtenus). Et en fonction de cette note, miracle, tu sauras si tu peux encore éventuellement coucher de nouveau avec lui ou non. Ce petit livre va te permettre d'éviter les erreurs faites dans le passé. Le temps où tu couchais avec des garçons alors que tu savais dans un petit coin de ta tête qu'il ne fallait pas, qu'ils ne valaient surtout pas le coup… car tu l'avais déjà fait et ce n'était pas si top que ça… Nous allons donc te permettre de tenir à jour tes souvenirs, de prendre les bonnes décisions et éventuellement de classer les différents mecs avec qui tu auras couché. Tu vas noter chaque mâle avec qui tu as eu un peu plus que des relations amicales, c'est à dire des relations sexuelles. Pour cela nous mettons à ta disposition des feuilles où tu n'auras plus qu'à reporter les notes données en fonction des critères et ensuite le garçon obtiendra une note sur 100. Si elle est supérieure à 50, tu peux alors recoucher avec lui si tu en ressens l'envie, le besoin mais si sa note est inférieure à 50, alors fais attention, car en cas de manque, de besoin urgent, il ne faut PAS retourner vers lui !! Libre à toi de diminuer ou d'augmenter légèrement ce seuil, mais nous te conseillons de le faire avec parcimonie… et de le faire au début par exemple ou juste après une notation. En effet, si tu le fais beaucoup de temps après avoir noté ces garçons, que tu ressens un manque ou une envie, tu seras tentée de diminuer la note seuil, alors qu'il faut la respecter et surtout TE respecter… Tu mérites mieux…

Maintenant, nous te souhaitons une bonne lecture, et surtout de bonnes soirées filles…

Sexe : Comment évaluer ton partenaire sexuel ?

Critères

Endroit

Parfait. *(5pts)*
Bien. *(4pts)*
Pas top. *(3pts)*
Inconfortable. *(2pts)*
Plus jamais là. *(0pt)*

Odeur

Odeur attirante : parfum, aftershave. *(5pts)*
Odeur agréable. *(4pts)*
Odeur neutre : ne dérange pas. *(3pts)*
Odeur désagréable : de temps en temps, il y a un relent de je ne sais quoi. *(1pt)*
Odeur répugnante, nauséabonde : ne s'est pas lavé depuis une semaine. *(0pt)*

Pilosité

Taille parfaite partout. (*5pts*)
Taille parfaite mais négligée à certains endroits.
(*3pts*)
Trop ou pas assez de poils. (*1pt*)
C'est carrément l'opposé de ce que tu veux. (*0pt*)

Le corps

Une fois nu, il a un corps parfait ! (*5pts*)
Il est pas mal, tu as bien choisi. (*4pts*)
Ok, ça va, même si ce n'est pas tout à fait ton idéal. (*3pts*)
Tu es déçue, sans les vêtements, l'attirance n'est plus vraiment là. Il est trop gros ou trop maigre. (*1pt*)
Il est à l'opposé de ton idéal, tu en es presque écœurée. (*0pt*)

Zones érogènes

Il s'attarde sur des zones qui te semblent d'un coup toutes érogènes. (*8pts*)
Il connaît tes zones érogènes. (*6pts*)

Se perd parfois sur quelques zones non érogènes. *(5pts)*

S'attarde autant sur les zone érogènes que non érogènes. *(3pts)*

S'attarde trop sur les zones non érogènes par rapport à tes zones érogènes. Va parfois sur des zones érogènes. *(2pts)*

S'attarde uniquement sur tes zones non érogènes (S'attarde sur des zones érogènes de manière maladroite). *(0pt)*

Le toucher sur les zones érogènes

Trouve la bonne intensité et rythme de ses actions car il est à votre écoute. *(8pts)*

Tu prends du plaisir mais il s'emmêle parfois dans le rythme à donner ou dans la façon de procéder. *(5pts)*

Tu as l'impression qu'il est là pour se faire plaisir à lui-même uniquement (n'est pas du tout à votre écoute). *(2pts)*

Ses actions sont désagréables voire même douloureuses. *(0pt)*

Prête à la pénétration

Tu mouilles et tu es dilatée comme si ça faisait 10 ans que tu n'avais fait l'amour. *(10pts)*

Tu es suffisamment mouillée, ça va rentrer facilement. *(8pts)*

Pas besoin de lubrifiant. *(6pts)*

Tu utilises un lubrifiant. *(4pts)*

Même avec un lubrifiant, ça a eu du mal à rentrer. *(2pts)*

Ça n'est pas rentré du tout. *(0pt)*

La taille

La taille de son pénis est en parfaite adéquation avec la taille de ton vagin, tu ressens tous les contours de son sexe. *(10pts)*

C'est plaisant mais il y a quelques centimètres d'écart. *(7pts)*

Tu n'as aucune sensation. *(3pts)*

Ça me fait mal. *(0pt)*

Sonore

Les sons qu'il pousse et les mots qu'il te dit te font monter au 7e ciel. *(4pts)*

Ce qu'il t'a dit pendant l'acte t'a plu. *(3pts)*

Ses bruits ne t'ont pas marquée, ça ne devait pas être dérangeant. *(2pts)*

Il en a fait un peu trop ou pas assez. *(1pt)*

Il n'a rien dit, c'était très dérangeant pour toi

(Ou) ses râles t'ont coupé l'envie. *(0pt)*

Positions et angles

Si tu as réalisé plusieurs positions avec ton partenaire, tu retiens celle qui t'a le plus marquée.

Vous avez trouvé ton angle parfait et c'est la bonne position à ce moment-là ! *(15pts)*
La position et l'angle sont très agréables même si ce ne sont pas tes préférés. *(11pts)*
Vous avez trouvé une bonne position mais l'angle d'attaque n'est pas le bon. *(7pts)*
Cette position choisie ne te procure aucun plaisir. *(3pts)*
La position et l'angle choisis sont douloureux. *(0pt)*

Durée

Parfait. *(10pts)*
Bien. *(7pts)*
Un peu trop ou pas assez. *(4pts)*
Trop long, ça fait mal à force (Ou) Trop court, tu n'as rien senti. *(0pt)*

Orgasme

Tu es montée au 7e ciel, tout ton corps s'en souvient. *(15pts)*

Tu as atteint l'orgasme mais ce n'est pas le mieux que tu ais eu. *(13pts)*

Tu as pris beaucoup de plaisir sans réussir à atteindre l'orgasme. *(11pts)*

Le plaisir était présent mais l'orgasme était loin. *(8pts)*

Tu as eu un peu de plaisir de temps en temps en sachant que tu n'atteindrais pas l'orgasme. *(6pts)*

Tu n'as pas eu de plaisir. *(3pts)*

Aucun plaisir, c'était même déplaisant. *(0pt)*

Détail des critères

Une petite envie de comparer tes aventures d'un soir ou tes plans culs ? Envie de passer une bonne soirée entre filles ? Voilà ce qu'il te faut. Chacune avec ses préférences, ses goûts mais avec les mêmes critères évalués… Nous te proposons donc LE livre qu'il te manquait !!

Endroit

Parfait. *(5pts)*
Il faut choisir un endroit, parfois il s'agissait d'un rêve, d'autres fois c'était moins glamour mais suivant les heures, les états d'excitation, cet endroit était parfait, car c'était là, maintenant, tout de suite, avec cette appréhension de se faire prendre qui donne du piquant à ta vie…

L'endroit était idéal, vous n'auriez pas pu choisir mieux…

Tu te souviens encore de cette vieille Chevrolet avec ses sièges arrière assez larges où vous pouviez être allongés tous les deux. Tu te rappelles encore de cette plage avec ce sable fin et cette eau claire, certes cela fait un peu cliché mais c'était tellement romantique et si plaisant…

Bien. *(4pts)*

Un bon lit, une belle douche, une voiture assez sommaire, mais finalement qui a bien fait l'affaire, tu étais à l'aise, et c'est bien là ce qui compte !! Tu n'a rien à redire concernant cet endroit, c'était le bon, et point.

Pas top. *(3pts)*

Bon parfois, le lit grinçait mais ça pouvait aller. On va dire que l'endroit était bien mais pas top… Tu n'en gardes qu'un souvenir très vague mais pas un de tes meilleurs souvenirs.

Inconfortable. *(2pts)*

Aïe, parfois ça pique. Ça ne sent pas toujours très bon. Le lit était un peu trop dur, contrairement à… non, ça c'est pour les critères suivants… Un oreiller aurait rendu cet endroit plus confortable car le mot qui définit le mieux cet endroit, c'est … inconfortable…

Plus jamais là. *(0pt)*

Franchement, mais franchement, plus jamais là… Même pas eu le temps de finir, toujours dérangés, impossible de rester dans la même position plus de 2 secondes, encore douloureux une semaine après. Non, là il faut arrêter de te prendre pour une conne, l'endroit ce n'est pas le plus important mais le faire dans la chambre de ses parents juste avant qu'ils n'arrivent, ça aurait été bien s'ils n'étaient pas rentrés avant que vous n'en partiez…

Odeur

Odeur attirante. *(5pts)*

Une odeur irrésistible t'envoûte quand il est prêt de toi… C'est carrément dément, tu pourrais te plonger dans son cou jusqu'à en mourir de faim… En fermant les yeux, tu pourrais ne faire confiance qu'à ton odorat, c'est tellement bon…

Odeur agréable. *(4pts)*

Tu ne t'en étais pas encore rendu compte, mais il y a un petit quelque chose d'assez attirant dans cette odeur masculine… C'est agréable de pouvoir le sentir de temps-en-temps…

Odeur neutre. *(3pts)*

Une odeur ? Pas d'odeur ? En tout cas tu n'as rien remarqué, que ce soit présent ou pas, ça n'a pas été dérangeant.

Odeur désagréable. *(1pts)*

Un petit relent de je ne sais quoi s'échappe parfois du col de sa chemise. Son odeur n'est pas des plus attirantes… Les yeux fermés, tu es bien sûre que tu ne te serais pas dirigée vers lui…

Odeur répugnante, nauséabonde. *(0pt)*

Est-ce que ce sont ses fringues qui puent autant ? Quelque chose qui sent vraiment pas bon sort soit de ses vêtements et là ça peut aller, soit de sa peau, et là ça craint vraiment!!

Pilosité

Taille parfaite partout. *(5pts)*

Mon dieu, même en rêve tu n'osais pas imaginer que ça puisse exister !! Tu as trouvé quelqu'un qui répondait enfin parfaitement à la taille de poil que tu souhaitais !! Tous à poil !!

Taille parfaite mais négligée à certains endroits. *(3pts)*

A première vue, c'était carrément l'extase côté poil, mais en allant chercher un peu partout avec la langue, quelques endroits paraissent un peu de longueur inattendue…

Trop ou pas assez de poils. *(1pt)*

Bon côté pilosité ce n'est pas exactement ce que tu attendais, mais ce n'est pas non plus l'inverse de ce que tu demandais. Tu es déçu, tant pis pour lui, il n'aura pas d'extra...

C'est carrément l'opposé de ce que tu veux. *(0pt)*

Alors là ! Tu penses que vous n'êtes pas sur la même longueur … de poil !! On ne peut pas toujours vouloir toute la même chose, mais là ce n'est carrément pas ce à quoi tu t'attends ! Surtout à poil, ça passe mal !!

Le corps

Une fois nu, il a un corps parfait ! *(5pts)*

Quel bel éphèbe cet homme !! On dirait qu'il sort tout droit d'un rêve, d'un mythe, d'un défilé de mode, il est juste parfait. Comment on dit pour les hommes, un 90/75/80? Et ce cul, et ce corps, et ce visage… Vraiment, tu ne pouvais pas rêver mieux…

Il est pas mal, tu as bien choisi. *(4pts)*

Humm, c'est bien à ton goût. Certes il ne remportera pas de premier prix mais c'est quand même un morceau de premiers choix. Au moins les lumières de la boîte de nuit n'ont pas trompé la marchandise!! Et si tu le gardais ? NON, tu as surtout envie de lui, et son corps te donne envie de continuer !!

Ok, ça va, même si ce n'est pas tout à fait ton idéal. *(3pts)*

Bon, ça va passer, c'est vrai qu'il était mieux habillé tout de même. Ça fera l'affaire pour cette fois mais nu, on dirait, comment dire… on dirait qu'il est un peu fade. Il faudrait un assaisonnement, ça serait mieux…

Tu es déçue, sans les vêtements, l'attirance n'est plus vraiment là. Il est trop gros ou trop maigre. *(1pt)*

Mouais, mais non. Il aurait mieux fait de rester habillé !! Cette fois-ci, on peut parler de vice caché. Il y a tromperie sur la marchandise !! Tu demandes à être remboursée !! C'est de la publicité mensongère tout ça !! Un peu comme les photos que tu trouves sur "Adopte un mec", "Meetic" ou encore via "Attractive world" !! Bon, tu vas essayer de ne pas trop le regarder...

Il est à l'opposé de ton idéal, tu en es presque écœurée. *(Opt)*

Bon, là, tu peux dire que l'opposé de ton idéal tu l'as trouvé !! Mais comment as-tu pu te tromper autant ? Est-ce l'alcool, l'éclairage, faut-il changer ou carrément acheter des lunettes ?? C'est une blague de te retrouver nue avec lui … Si tu veux être capable, il va falloir soit penser à quelqu'un d'autre, soit fermer les yeux sinon tu vas sans doute lui vomir dessus !! Tu hésites à vérifier s'il y a un sac pour vomir, juste au cas où...

Zones érogènes

Il s'attarde sur des zones qui te semblent d'un coup toutes érogènes. *(8pts)*

Tout ton corps devient un volcan qui entre en éruption dès qu'il en touche une partie, tu redécouvres des zones que tu n'imaginais pas un seul instant être érogène… Mon dieu que c'est bon de se sentir vivante !! Il te caresse tellement bien que l'orgasme pourrait arriver juste quand il fait courir ses doigts sur ta peau !!

Il connaît tes zones érogènes. *(6pts)*

Il connaît bien ses classiques le petit coquin !! Il sait où aller et il fait ça bien en plus !! C'est du bonheur de sentir tes zones érogènes revivre, c'est mieux que de les toucher toi-même...

Se perd parfois sur quelques zones non érogènes. *(5pts)*

Ah, oui là c'est bien, mais il faut qu'il fasse attention, il va parfois sur des zones qui ne sont pas érogènes pour toi, mais dans l'ensemble ça reste très agréable...

S'attarde autant sur les zone érogènes que non érogènes. *(3pts)*

Bon, tu apprécies qu'il s'arrête sur des parties sensibles de ton corps, mais par contre qu'il s'attarde autant de temps sur des zones où finalement tu ne sens rien, ce n'est pas terrible !! Mais il ne sent pas quand tu es excitée ou quoi ? Les caresses ne sont pas non plus effectuées de la meilleure des manières.

S'attarde trop sur les zones non érogènes par rapport à tes zones érogènes. Va parfois sur des zones érogènes. *(2pts)*

Bon certes, il va quelque fois sur tes zones sensibles, mais par contre il laisse penser qu'il n'a pas relu ses manuels de l'anatomie féminine… Il passe plus de temps sur tes ongles que sur le reste… Il va falloir qu'il réapprenne la théorie… En plus, on ne peut pas dire que le toucher soit des plus agréable, c'est trop mécanique, en tout cas ça ne te donne pas beaucoup de sensations...

S'attarde uniquement sur tes zones non érogènes. (S'attarde sur des zones érogènes de manière maladroite). *(0pt)*

Bon bah là c'est carrément l'ennui total… C'est un pied en matière de préliminaire et tu ne prends pas ton pied !! Il va falloir que tu fasses ça toi-même la prochaine fois… Non seulement tu as l'impression que les zones de ton corps sont devenues toutes d'un coup insensibles et en plus tu as l'impression qu'il est en train de brosser un cheval ou son chien !! Si c'est une corvée, qu'il te culbute directement, au moins on passera aux choses sérieuses !!

Le toucher sur les zones érogènes

Trouve la bonne intensité et rythme de ses actions car il est à ton écoute. *(8pts)*
Au rythme de votre cambrure, au rythme de votre respiration, ses doigts, sa langue ou même toute autre partie de son corps se lie au tien… Tu ne sais plus très bien avec quoi il te caresse tellement ça fait du bien. C'est l'extase, une vraie harmonie… Il ralentit quand il faut, accélère au bon moment, tel les vagues qui vont et s'en vont sur la plage...

Tu prends du plaisir mais il s'emmêle parfois dans le rythme à donner ou dans la façon de procéder. *(5pts)*
Il s'y prend bien mais parfois le rythme est trop précipité ou pas assez rapide. Un petit manque d'expérience ou une envie d'arriver vite à la pénétration ? Cela mériterait une petite amélioration même si le plaisir de se faire caresser et bel et bien présent...

Tu as l'impression qu'il est là pour se faire plaisir uniquement (n'est pas du tout à ton écoute). *(2pts)*
« Hé ho, j'existe !! » As-tu envie de lui dire !! Les préliminaires, apparemment c'est obligatoire mais ça a l'air d'être une corvée!! Il caresse ton corps comme si tu étais une voiture à lustrer, et même peut être qu'avec une voiture il est plus à son écoute!! Sans doute une technique pour que tu t'occupes de lui sans qu'il ne te touche ? Il peut se gratter Roger!!

Ses actions sont désagréables voire même douloureuses. *(Opt)*

Houlà là, non pas comme ça, pas si fort !! Il ne comprend rien aux femmes, il appuie trop, le fait de fort mauvaise manière et ça n'est pas du tout excitant; c'est très désagréable, voire parfois à la limite de la douleur, il va falloir passer à autre chose...

Prête à la pénétration

Tu mouilles et tu es dilatée comme si ça faisait 10 ans que tu n'avais pas fait l'amour. *(10pts)*
Une femme fontaine c'est ça ? Ça sort tout seul, sans que tu ne contrôles rien… L'excitation est à son paroxysme… Il va te prendre pour une sacrée cochonne penses-tu tout bas… Ce n'est plus une culotte ou un string que tu portes mais plutôt un chemisier mouillé par le grain reçu sur un voilier…

Tu es suffisamment mouillée, ça va rentrer facilement. *(8pts)*
Là tu le sais, c'est bien mouillé entre tes cuisses, ça va rentrer comme dans du beurre. Tu attends qu'il te pénètre sans aucune appréhension. Que ça fait du bien de se sentir autant dilatée…

Pas de besoin de lubrifiant. *(6pts)*
Ça va rentrer tranquillement dedans. Ce n'est pas les chutes du Niagara, mais ça fera l'affaire en rentrant doucement. Ce n'est pas trop serré mais ce n'est pas non plus de l'extra dilatation. Si son sexe n'est pas XXXL, ça le fera sans soucis.

Tu utilises un lubrifiant. *(4pts)*
Bon là, l'excitation est montée, mais sans doute pas assez pour ne pas à avoir à utiliser un lubrifiant. La dilatation est tout de même là donc ça rentrera avec ce petit gel. S'il n'y a pas de gel, est-ce que l'on peut utiliser de l'huile ? Oui, mais de l'huile d'olive, c'est plus sain!!

Même avec un lubrifiant, ça a eu du mal à rentrer. *(2pts)*

Bon, ça risque d'être un peu compliqué, la dilatation n'est pas vraiment là, le petit liquide que tu aimes tant voir s'écouler avant les rapports n'a pas l'air de vouloir venir accueillir le nouvel arrivant. Le stress des exams ? Mais t'as vu ce que tu manges aussi ? Et lui on peut dire qu'il n'est pas non plus un manuel… Il va falloir y aller doucement pour pouvoir rentrer… Petit à petit, l'oiseau fait son trou...

Ça n'est pas rentré du tout. *(0pt)*

Fermé pour cause de travaux… Rentrera, rentrera pas? C'est plutôt rentrera pas!! Même une huitre est plus ouverte!! Si tu n'es pas ouverte c'est qu'il y a une raison, il ne sert à rien d'insister...

La taille

La taille de son pénis est en parfaite adéquation avec la taille de ton vagin, tu ressens tous les contours de son sexe. *(10pts)*
Tel un fourreau qui a trouvé son épée, il coulisse et tout te semble à la bonne profondeur… Tu n'es pas un puits sans fond, et il semble toucher les cordes sensibles (pas les cordes vocales hein!!) et les fait vibrer de part en part de ton anatomie sexuelle… Si tu étais un chat tu ronronnerais de plaisir, mais tu es une chatte féline, alors tu rugis de plaisir en sentant cette parfaite adéquation entre vos deux sexes… Tu pourrais décrire son sexe rien qu'en le dessinant avec ton vagin… Tu connais les moindres limites de son pénis, les irrégularités, sa taille. Les deux sexes sont vraiment faits l'un pour l'autre...

C'est plaisant mais il y a quelques centimètres d'écart. *(7pts)*
C'est plaisant de le sentir rentrer, sortir, être à l'intérieur mais cependant, il y a quand même quelques centimètres de trop ou de pas assez, en longueur ou en largeur… Ce n'est pas la taille qui compte, cela est bien vrai mais il y a tout de même un petit truc qui cloche...

Tu n'as aucune sensation. *(3pts)*
Bon, il parait qu'il est là, à l'intérieur de ce que l'on appelle ton intimité, mais tu pourrais presque continuer et t'endormir tellement c'est petit, insignifiant

dans ton vagin… Sa fierté n'est pas assez dure, grosse ou grande pour toi apparemment…

Ça me fait mal. *(Opts)*

Houlala elle est vraiment grosse, elle ne va pas rentrer !! Quel connard il force quand même !! Sa réputation de Rocco n'est pas usurpée mais c'est aussi un bourrin sans cervelle!! Une bite n'a pas d'œil ni de sensation ou quoi ? Il ne sent pas que tu as mal là ? Tu vas lui rentrer ton point dans l'anus, il va voir ce que ça fait!!

Sonore

Les sons qu'il pousse et les mots qu'il te dit te font monter au 7e ciel. *(4pts)*

Un susurrement, un petit râle d'extase, tu sens qu'il prend son pied et ça te fait monter, monter, monter !! Quand il faut parler, il te parle, et quand il faut rester silencieux il sait faire aussi !! Son timbre en plus de ses mots ou de ses silences sont royaux et tu es sa reine...

Ce qu'il t'a dit pendant l'acte t'a plu. *(3pts)*

Des petits mots gentils dits au bon moment, ou plutôt un garçon timide qui t'émeut par ses silences. Mais tout ceci est plutôt plaisant et tu es charmée par ses paroles quand elles sont présentes...

Ses bruits ne t'ont pas marquée, ça ne devait pas être dérangeant. *(2pts)*

Il a parlé ?? Ah bon, tu n'avais pas remarqué en fait... Peut-être qu'un contrôle de l'oreille s'impose, il ne suffit pas d'aller voir que le gynéco finalement pour les rapports sexuels!! Il n'a rien dit ? Ah bon, tu n'as rien entendu, normal il n'a pas parlé en même temps!! Le point positif, c'est que le son s'il y en a eu n'a pas été dérangeant!!

Il en a fait un peu trop ou pas assez. *(1pt)*

Oui, bon il aurait pu parler un peu moins, ça ne t'aurait pas dérangée finalement. Parfois les mots étaient assez mal choisis, tu vas éviter de repenser à ses paroles en fait. Et dans l'inverse, ses silences étaient un peu pesant, tu aurais aimé qu'il s'exprime un peu plus, qu'il extériorise davantage, tant pis, ça sera pour la prochaine fois, si prochaine fois il y a...

Il n'a rien dit, c'était très dérangeant pour toi. *(Opt)*

Le silence est d'or, mais là il était plutôt de plomb, limite à couper l'envie!! Mais tu ne savais pas qu'il était muet avant de l'avoir dans ton lit celui-ci!! Limite à se demander s'il a ressenti quelque chose!! Un non-émotif anonyme sans doute...

(Ou) ses râles t'ont coupé l'envie. *(Opt)*

Mais il ne peut pas se la fermer !! Sa voix est toute pourrie, ses mots sont hyper mal choisis, il ferait mieux d'être muet ce gars-là, au moins pendant l'acte!! Tu as failli tout arrêter tellement tu n'étais plus dedans...

Positions et angles

Si tu as réalisé plusieurs positions avec ton partenaire, tu retiens celle qui t'a le plus marquée.

On a trouvé ton angle parfait et c'est la bonne position à ce moment-là ! *(15pts)*
L'angle obtus ou l'angle aigu ? Tu ne sais plus mais il m'apprend Pythagore dans tous les sens et tu cries aiguë !! L'apesanteur n'a plus de sens en ce moment pour toi, tu es dans une position idéale, tu pourrais rester comme ça des heures. Le plaisir est maximal et afflue en toi jusqu'à l'orgasme !!

La position et l'angle sont très agréables même si ce ne sont pas tes préférés. *(11pts)*
Ça te titille au bon endroit grâce à cet angle donné par vos deux corps. Et la position est vraiment bien même s'il est vrai que tu en as une autre que tu adores. Celle-ci fera l'affaire en ce moment, c'est très agréable et le plaisir monte doucement en toi.

Vous avez trouvé une bonne position mais l'angle d'attaque n'est pas le bon. *(7pts)*
Pour la position, ça tient la route, tu te sens bien, c'est agréable. Par contre concernant l'angle, il faudrait un peu changer, bouger pour que tu frétilles plus. La prochaine fois tu lui achèteras un rapporteur...

Cette position choisie ne te procure aucun plaisir. *(3pts)*

Bon, c'est sympa … pour lui apparemment car pour toi, c'est un peu ennuyeux à vrai dire… Il va falloir que tu attendes qu'il répande son jus dans … la capote, car c'est bien connu, les filles ont toujours un préservatif sur elle, même s'il est vrai que c'est le sien en l'occurrence, tu lui dois donc bien ça, le laisser finir et lui faire croire que c'était bien. Pour une fois que tu pries pour que ce soit un éjaculateur précoce...

La position et l'angle choisis sont douloureux. *(0pt)*

Houlà là, non, pas comme ça. Il change ou tente de changer mais ça ne change rien, il ne donne pas le change et vivement que tu changes de partenaire!! C'est vraiment nul, ça fait un peu mal parfois… C'est sûr que tu n'aimes pas cette position et cet angle donné par vos deux corps et vos deux sexes...

Durée

Parfait. *(10pts)*

C'est bon quand ça dure assez longtemps pour que tu puisses exploser de mille feux, l'orgasme te fait tout oublier… Pour une fois, tu ne diras pas : " ah bon, c'est déjà fini? Bah c'est pas fini pour tout le monde…" L'orgasme simultané n'arrive pas tous les jours...

Bien. *(7pts)*

Il a duré assez longtemps pour que tu puisses aller vers un autre espace-temps. Ce n'était pas un orgasme simultané mais vous avez pu jouir tous les deux, et mon dieu que ça fait du bien !! Tu te sens vivante...

Un peu trop. *(4pts)*

C'est bon tu as joui, mais lui a eu un peu plus de mal ou sinon il a cru que tu n'avais toujours pas fini. Ça a duré un peu trop longtemps sur la fin, tu as failli t'endormir...

(Ou) Pas assez. (4pts)

Tu y étais presque… C'est dommage mais tu as quand même senti beaucoup de plaisir pendant cette relation sexuelle… Humm, pas totalement insatisfaite…

Trop long, ça fait mal à force (ça chauffe, ça brûle, ça pique…) *(0pt)*

Bon, il est impuissant en éjaculation ce garçon ?? Ça commence à chauffer, tu vas finir par prendre feu, mais pas le feu de la passion, le feu qui

s'échappe de deux silex que l'on frotte l'un à l'autre!!
Quand ça fume, il faut arrêter mon petit gars!!

(Ou) Trop court, j'ai rien senti. *(Opt)*

Hum, tu sens qu'il rentre et … ah, bah il ne sera pas
rentré beaucoup de fois et très longtemps… Il est un
peu comme une canette, il a fait pschitt dès le début...

Orgasme

Tu es montée au 7e ciel, tout ton corps s'en souvient. *(15pts)*

Tous tes sens sont en émois, tu ne te contrôles plus, tu ne contrôles plus rien d'ailleurs depuis un petit bout de temps. La plaisir ne fait que monter et tu as l'impression que tu vas imploser tellement c'est bon. A ce tarif-là, ce n'est plus le 7ème ciel mais bien le 18ème ciel !! Mon dieu, tu crois que tu peux mourir ce soir après avoir connu ça !!

Tu as atteint l'orgasme mais ce n'est pas le mieux que tu ais eu. *(13pts)*

Humm, oui ça vient, tout doucement mais ça vient et tu sens que tu vas jouir… Ça y'est, tu as atteint l'orgasme et ça fait du bien, tu te sens apaisé et sereine… Mais il faut vite se rhabiller pour aller travailler quand même !!

Tu as pris beaucoup de plaisir sans réussir à atteindre l'orgasme. *(11pts)*

Ça fait du bien ces mouvements de va et vient, tu la sens bien et ton corps en redemande, mais ce n'est pas cette fois que tu grimperas au rideau pour autant… Un petit quelque chose va manquer pour attraper le Graal que tu convoitais tant !! L'alcool ? La culpabilité de tromper ton mari ? La drogue ??

Le plaisir était présent mais l'orgasme était loin. *(8pts)*

Tu prends du plaisir, tu ne peux pas le nier, et c'est bien dans ton vagin qu'il est concentré mais l'orgasme te parait un peu loin et la route n'est pas assez longue… Ce soir ça va être un peu compliqué de faire tant de kilomètres vers l'orgasme, il aurait fallu faire le plein avant...

Tu as eu un peu de plaisir de temps en temps en sachant que tu n'atteindrais pas l'orgasme. *(6pts)*

Oui, là tu sens que c'est bien mais là, non, pas de plaisir, là oui, et là non. Cette alternance de plaisir et de non ressenti ne te fera pas jouir pour un sou. Et pendant ce temps-là, tu attends un peu que ça se passe il faut dire. Tu es un peu extérieure à la scène même si lui est à l'intérieur...

Tu n'as pas eu de plaisir. *(3pts)*

Le plaisir, c'est quoi ? Alors l'orgasme, autant ne pas y penser, en tout cas pour ce qui est du tien… Bon, autant que ce temps soit utile pour autre chose, tu repenses à ta liste de choses à faire dans la journée de demain, voir si tu n'as rien oublié, est-ce que tu vas aller à cette soirée la semaine prochaine ? Tu ne sais toujours pas… Bon là c'est l'ennui mortel, tu n'es pas un réceptacle à foutre non plus, mais là c'est tout comme. Tu ressembles un peu à cette poupée gonflable qui n'aura jamais de plaisir...

Aucun plaisir, c'était même déplaisant. *(0pt)*

Heu, comment dire, le SM ce n'est pas ton truc et là, ça va commencer à y ressembler tellement c'est déplaisant en ce moment… C'est désagréable, ça ne te plaît pas, limite tu préfères l'épilation intégrale que de subir ça car c'était supposé être un moment agréable à la base...

Epilogue

Voilà, tu as passé en revue tous les critères les plus importants concernant une relation sexuelle… Maintenant tu peux mettre les différentes notes à tes partenaires en utilisant les feuilles laissées en fin du livre. Si jamais tu venais à en manquer car tu es une grande consommatrice, tu peux soit les photocopier, soit nous envoyer un mail et télécharger ensuite le fichier pour les imprimer depuis ton ordinateur !!

peracci.morain@gmail.com

Sexe : Comment évaluer ton partenaire sexuel ?

Fiches individuelles

Fiche individuelle

Nom du partenaire :
Date :

Endroit	Prête à la pénétration
[ ] /5pts	[ ] /10pts
Odeur	Taille
[ ] /5pts	[ ] /10pts
Pilosité	Sonores
[ ] /5pts	[ ] /4pts
Corps	Positions et angles
[ ] /5pts	[ ] /15pts
Zones érogènes	Durée
[ ] /8pts	[ ] /10pts
Le toucher des zones	Orgasme
[ ] /8pts	[ ] /15pts

Total
[ ] **/100pts**

Observations :

Fiche individuelle

Nom du partenaire :
Date :

Endroit		Prête à la pénétration	
	/5pts		/10pts
Odeur		Taille	
	/5pts		/10pts
Pilosité		Sonores	
	/5pts		/4pts
Corps		Positions et angles	
	/5pts		/15pts
Zones érogènes		Durée	
	/8pts		/10pts
Le toucher des zones		Orgasme	
	/8pts		/15pts

Total
/100pts

Observations :

Fiche individuelle

Nom du partenaire :
Date :

Endroit

[   ] /5pts

Prête à la pénétration

[   ] /10pts

Odeur

[   ] /5pts

Taille

[   ] /10pts

Pilosité

[   ] /5pts

Sonores

[   ] /4pts

Corps

[   ] /5pts

Positions et angles

[   ] /15pts

Zones érogènes

[   ] /8pts

Durée

[   ] /10pts

Le toucher des zones

[   ] /8pts

Orgasme

[   ] /15pts

Total

[   ] **/100pts**

Observations :

Fiche individuelle

Nom du partenaire :
Date :

Endroit

[   ] /5pts

Odeur

[   ] /5pts

Pilosité

[   ] /5pts

Corps

[   ] /5pts

Zones érogènes

[   ] /8pts

Le toucher des zones

[   ] /8pts

Prête à la pénétration

[   ] /10pts

Taille

[   ] /10pts

Sonores

[   ] /4pts

Positions et angles

[   ] /15pts

Durée

[   ] /10pts

Orgasme

[   ] /15pts

Total

[   ] **/100pts**

Observations :

Fiche individuelle

Nom du partenaire :
Date :

Endroit
[　　　　] /5pts

Prête à la pénétration
[　　　　] /10pts

Odeur
[　　　　] /5pts

Taille
[　　　　] /10pts

Pilosité
[　　　　] /5pts

Sonores
[　　　　] /4pts

Corps
[　　　　] /5pts

Positions et angles
[　　　　] /15pts

Zones érogènes
[　　　　] /8pts

Durée
[　　　　] /10pts

Le toucher des zones
[　　　　] /8pts

Orgasme
[　　　　] /15pts

Total
[　　　　] **/100pts**

Observations :

Fiche individuelle

Nom du partenaire :
Date :

Endroit
[   ] /5pts

Prête à la pénétration
[   ] /10pts

Odeur
[   ] /5pts

Taille
[   ] /10pts

Pilosité
[   ] /5pts

Sonores
[   ] /4pts

Corps
[   ] /5pts

Positions et angles
[   ] /15pts

Zones érogènes
[   ] /8pts

Durée
[   ] /10pts

Le toucher des zones
[   ] /8pts

Orgasme
[   ] /15pts

Total
[   ] **/100pts**

Observations :

Fiche individuelle

Nom du partenaire :
Date :

Endroit

[____] /5pts

Odeur

[____] /5pts

Pilosité

[____] /5pts

Corps

[____] /5pts

Zones érogènes

[____] /8pts

Le toucher des zones

[____] /8pts

Prête à la pénétration

[____] /10pts

Taille

[____] /10pts

Sonores

[____] /4pts

Positions et angles

[____] /15pts

Durée

[____] /10pts

Orgasme

[____] /15pts

Total
[____] **/100pts**

Observations :

Fiche individuelle

Nom du partenaire :
Date :

Endroit

[   ] /5pts

Odeur

[   ] /5pts

Pilosité

[   ] /5pts

Corps

[   ] /5pts

Zones érogènes

[   ] /8pts

Le toucher des zones

[   ] /8pts

Prête à la pénétration

[   ] /10pts

Taille

[   ] /10pts

Sonores

[   ] /4pts

Positions et angles

[   ] /15pts

Durée

[   ] /10pts

Orgasme

[   ] /15pts

Total

[   ] **/100pts**

Observations :

Fiche individuelle

Nom du partenaire :
Date :

Endroit

[   ] /5pts

Prête à la pénétration

[   ] /10pts

Odeur

[   ] /5pts

Taille

[   ] /10pts

Pilosité

[   ] /5pts

Sonores

[   ] /4pts

Corps

[   ] /5pts

Positions et angles

[   ] /15pts

Zones érogènes

[   ] /8pts

Durée

[   ] /10pts

Le toucher des zones

[   ] /8pts

Orgasme

[   ] /15pts

Total

[   ] **/100pts**

Observations :

Fiche individuelle

Nom du partenaire :
Date :

Endroit

[ ] /5pts

Odeur

[ ] /5pts

Pilosité

[ ] /5pts

Corps

[ ] /5pts

Zones érogènes

[ ] /8pts

Le toucher des zones

[ ] /8pts

Prête à la pénétration

[ ] /10pts

Taille

[ ] /10pts

Sonores

[ ] /4pts

Positions et angles

[ ] /15pts

Durée

[ ] /10pts

Orgasme

[ ] /15pts

Total

[ ] **/100pts**

Observations :